# Blick
## auf die Fortschritte
der
## Königl. Preufsischen
# Medicinal-Verfassung
bei
## ihrem hundertjährigen Jubiläum
am 27. September 1825.

Vom

Medicinal-Rath Dr. Casper,
zu Berlin.

Aus dem Journ. der pr. Heilk. besonders abgedruckt.

Berlin, 1827.

Das vor hundert Jahren erschienene Preufsische Edikt einer Medizinalverfassung war der erste Lichtstral, der in diese bis dahin vernachläfsigte Region fiel, und wurde zugleich durch seine Zweckmäfsigkeit die Grundlage aller Vervollkommnungen des Medizinalwesens für alle folgenden Zeiten. Ewig wird es dem Staate zum Ruhme gereichen, der zuerst diesen für das Wohl der Menschheit so wichtigen Gegenstand ins Auge fafste, und gesetzlich begründete; ewig wird es ein Denkmal jener grofsen Männer, *Eller* und *Stahl*, bleiben, die dabei vorzüglich wirksam waren. — Es kann dem Menschenfreunde nicht anders als interessant seyn, zu erfahren, was seitdem zur weitern Vervollkommnung und Erweiterung geschehen, und eine Vergleichung des *Damals* und des *Jetzt* schien daher die beste Feier des Jubiläums zu seyn.

*Hufeland.*

Das Königlich-Preufsische Medicinal-Edict besteht am 27ten September 1827 *Einhundert und zwei Jahre*, und ist noch heute das einzige, organische Staatsgesetz für die Medicinalpflege im Allgemeinen. Unzählige Verbesserungen in den einzelnen Zweigen der Sanitätsverwaltung bekunden die Fortschritte, die dieselbe, die Anforderungen der höher gestiegenen Wissenschaft und die Lehren der Erfahrung ehrend, in jenem Zeitraume gemacht hat, aber die Grundzüge des Edictes bestehen noch heute, und sie haben allen spätern Verbesserungen als Stütze gedient. Wenn überhaupt ein hundertjähriges Gesetzes Jubiläum nichts Alltägliches seyn dürfte, so mag es gerade bei dieser Gelegenheit, und in einer Zeit, wo das Bestreben, der Medicinalpflege alle verdiente Ehre zu erweisen und sie in ihrer hohen Würde anzuerkennen, sich unter allen Regierungen und Aerzten Teutschlands lebhafter als je offenbart, sich wohl ziemen, einen Rückblick auf die Zeit zu werfen, in welcher das Edict vom 27ten September 1725 gegeben ward, und die Fortschritte zu betrachten, die die Preufsische Medicinalverfassung seit jener Zeit gemacht hat, und die sie billig dem alten Medicinaledicte, das den Grund einer gegliederten Medicinalpflege im Lande gelegt hat, anrechnen wird.

Wenn gleich schon Churfürst *Johann Georg* (starb 1593) im sechszehnten Jahrhundert sein Auge auf die Medicinalpflege richtete, die Apotheker schon unter eine Controlle setzte und eine Apotheken-Visitation einführte, den Pfarrern Aufmerksamkeit auf die ansteckenden

Krankheiten und die dadurch veranlafsten Sterbefälle empfahl (1573), ja schon eine Arzneitaxe für die Churfürstlich-Brandenburgischen Staaten gab (1574), die erst hundert und zwanzig Jahre später erneuert zu werden brauchte, — so war doch von diesen einzelnen weisen Verordnungen noch ein grofser Schritt zu der allgemeinen Reform des Medicinalwesens zu thun, die die vielen schreienden Mifsbräuche darin beseitigen mufste. Wir finden diese Mifsbräuche noch fast ein ganzes Jahrhundert bestehend. Die Bruchschneider, die Oculisten (Staarstecher), die Steinschneider und Operateure ziehen im siebenzehnten Jahrhundert mit ihren Concessionen auf Messen und Jahrmärkten herum, und üben, in rohester Handhabung, die chirurgische Praxis friedlich neben den Scharfrichtern, die oft sogar dazu eigends privilegirt waren. Bis zum Ende des 17ten Jahrhunderts sehen wir die Legitimation zur ärztlichen Praxis noch ausschliefslich den Universitäten überlassen, bis um dieselbe Zeit (1693) bilden die Apotheker noch eine Zunft mit selbst entworfenen Statuten und Handwerksgebräuchen, und erst im Jahre 1693 erscheint eine Hebammenordnung. So finden wir also bis gegen das Ende des siebenzehnten Jahrhunderts alle Klassen von Medicinal-Personen, Aerzte, Wundärzte, Apotheker und Hebammen noch in ihrem Wirken durch keine zweckmäfsige Medicinal-Gesetze, die das Wohl Aller gegen die Interessen der Einzelnen wahrnähmen und schützten, beschränkt, und erst das Jahr 1685 sieht ein grofses Licht aufgehn, das in dem ersten vom Churfürsten *Friedrich Wilhelm* gegebenen Medicinal-Edicte leuchtet, und dessen wohlthätiger Strahl in einer solchen Zeit gewiſs dankbar empfunden werden muſste. Mit der gleichzeitigen Stiftung einer eigenen, vorgesetzten, obern Medicinal-Behörde, des *Collegii medici* (1685), das alle Medicinalsachen im Lande besorgen und Aerzte, Wundärzte, Apotheker u. s. w. prüfen und approbiren sollte, war nun der Grundstein einer dauerhaften und weithin wirkenden Medicinalpflege gelegt.

Die neue und junge Schöpfung aber muſste erst durch Alter und Erfahrung reifen, und auch die damalige Zeit verlangte ihre Rechte. So sehen wir denn im Beginne des achtzehnten Jahrhunderts jenes Schwanken zwischen den Anforderungen der erwachten Medicinalpflege einerseits, und dem unvollkommenen Standpunkte der Wissenschaft andererseits, in der Emanation von Gesetzen, die bald den Geist der Gesetzgeber noch heute, nach hundert und mehrern seither verflossenen Jahren bewundern lassen, andererseits uns jetzt auf die Nothwendigkeit des groſsen Edicts, das fünf Lustren später gegeben ward, recht eindringlich aufmerksam machen.

Ein Gesetz vom Jahre 1700 bestimmte, daſs die Meistersöhne der Apotheker zu ihrem „*Meisterstücke*", wenn sie in die Gilde aufgenommen werden wollten, nehmen durften, was ihnen beliebte, und die Apothekerwittwen konnten ihr Geschäft von einem Gehülfen, der nur zwei Jahre über seine Lehrzeit servirt hatte (!), fortsetzen lassen. Siebenzehn Jahre später erscheint ein merkwürdiges Edict über die Lethalität der Wunden, worin bestimmt wird, daſs jede vorsätzlich beigebrachte Wunde, woran der Verwundete bis zum neunten Tage stirbt, für absolut lethal erklärt werden sollte, „damit alles unnöthige Disputiren „über Lethalität der Wunden ins Künftige „gar cessiren möge," worauf also für den Thäter die Todesstrafe zu erkennen war! Um dieselbe Zeit, im Anfange des achtzehnten Jahrhunderts, war es im übrigen Europa nicht weniger finster in Beziehung auf unsre Wissenschaft und ihren Einfluſs auf die bürgerliche Wohlfahrt. In Teutschland, Frankreich und Italien war der Glaube an Wunderkuren und dämonische Krankheiten verbreitet, selbst Universitätslehrer wollten, in ganz gewöhnlichen Fällen von hysterischen und epileptischen Krämpfen, zauberische Krankheiten beobachtet haben, und an die sogenannten Wunder und exaltirten Auftritte am Grabe des Jansenisten *François de Pâris* in Paris (1727) dürfen wir nur erinnern, um einen recht argen Fleck im menschlichen Geiste wieder aufzudecken, um die Stimmung der damaligen Zeit ins Gedächtniſs zu rufen, und um es endlich recht eindringlich zu erörtern, von welcher Bedeutung damals ein Gesetz seyn muſste, das den vollständigen Organismus einer vernünftigen Medicinalpflege aufstellte.

Und gerade in dieser Zeit erschien unser jetzt hundertjähriges Medicinal-Edict! Es wäre undankbar gegen die trefflichen Anordnungen der Vorzeit, wenn man behaupten wollte, daſs in diesem Edicte von 1725 Alles neu gewesen sey. Das groſse Verdienst dieses Gesetzes besteht, dünkt uns, weniger darin, Alles Frühere über den Haufen geworfen und Neues, mehr in die Zeit Passendes, an dessen Stelle gesetzt zu haben, als vielmehr gerade darin, von allen frühern Erfahrungen einen weisen Gebrauch gemacht und ein grofses *Ganzes* einer Medicinal-Verfassung gegeben zu haben, das spätern Verbesserungen in den einzelnen Theilen leicht Raum geben konnte. Dieses Edict bestätigte zunächst das frühere Ober-Medicinal-Collegium in allen seinen Rechten als oberste Sanitäts-Behörde des Landes, dem es die Approbation der ärztlichen Individuen überwies, und ordnete demselben in allen Provinzen Provinzial-*Collegia medica* unter, die in ihrem Bezirke das Gesundheitswohl der Einwohner wahrzunehmen und die Chirurgen, Apotheker, Bader und Hebammen zu prüfen hatten. Hochwichtig für die energische und rasche Verwaltung der Medicinal-Polizei war darin ferner die Bestimmung, dafs keine andere, als die genannten Behörden, „in das Medicinal-Wesen sich mischen" sollten. Ein ernstes Augenmerk richtete das Edict auf alles marktschreierische und Ignoranten-Wesen in der ärztlichen Kunst, den Ur- und Erzfeind jeder Medicinal-Verfassung, die verderblichste Krankheit für das Volk. Und so befahl dieses Gesetz, dafs keinem Arzte die Praxis verstattet werden sollte, „er habe sich denn zuvor bei dem Ober-*Col-*„*legio medico* angemeldet, seine gehaltene *Dis-*„*sertationem inauguralem* und andere *Testimonia* „*publica* producirt, demnächst auf Veranlas-„sung des Ober-*Collegii medici* beim Königli-„chen *Theatro anatomico* seinen *Cursum ana-*„*tomicum* in sechs dazu bestellten *Lectionibus* „*publice* durchgemacht, auch einen aufgegebe-„nen *Casum medico-practicum* elaborirt, über „welchen er nach Befinden noch examinirt „werden soll." Ganz ähnliche Verfügungen wurden für die Praxis der Chirurgen getroffen, und die wichtige Bestimmung erlassen, dafs auch diese einen *Cursum anatomicum* abzulegen hätten, und nachher von Sachverständigen förmlich und ordentlich zu prüfen seyen, wodurch zuerst in den diesseitigen Landen die Chirurgie aus dem Schmutze erhoben wurde, in dem sie bis dahin gewaltet hatte.

Durch diese kräftigen Anordnungen bezweckte das Medicinal-Edict die Austreibung aller After-Aerzte aus dem Tempel und in derben Phrasen gruppirt dasselbe zusammen: die Bruchschneider, Zahnärzte, Wurzelkrämer, Studiosi Medicinae, Chymisten, Branntweinbrenner, Juden, Schäfer, alte Weiber, Seegensprecher, Scharfrichter, Olitätenkrämer u. s. w., allen diesen Quacksalbern das Kuriren ein- für allemal untersagend. Die vormals so übliche Geheimnifskrämerei wurde durch die vernünftige Gesetzesstelle beseitigt, deren Kraft gleichfalls noch jetzt wirkt, dafs alle sogenannte *Specifica* und *Arcana* zuvor von der obersten Sanitäts-Behörde geprüft werden sollten, ehe ihre Anwendung zu verstatten sey, wie denn den Apothekern zugleich, bei hundert Thalern Strafe, untersagt ward, solche Arcana, die jene hohe Approbation nicht erhalten hatten, zu dispensiren. Stellen wir mit diesen Verfügungen nun noch die Paragraphen zusammen, die den Apothekern das Verkaufen von Giften und schädlichen *Arcanis* und Magistralformeln (*Requies Nicolai*, *Philonium Romanum* u. dgl.), und den Materialisten das Präpariren und Verkaufen von Arzneimitteln untersagen, so ist doch wahrlich in diesem, jetzt hundertjährigen Medicinal-

Codex Alles, wenigstens den Hauptgrundsätzen nach ausgesprochen, was auch die späteren Zeiten nur zur Vertilgung der schädlichen Hyder, Aftermedicin, ersinnen und aufbringen konnten. Erfreut uns also das Licht, das schon damals in *Preufsen* aufgesteckt wurde, so dürfen wir, um dessen Glanz recht zu erkennen, nur noch einen Blick in eine um ein halbes Jahrhundert spätere Zeit und auf andere Länder werfen, und sehen, wie gegen Ende des achtzehnten Jahrhunderts (1774) *Gafsner* sein berüchtigtes dämonisches System zu entwickeln anfing, in Sachsen der Geister-Teufel- und Krankheits-Banner *Schröpfer* um dieselbe Zeit sein Unwesen trieb, u. s. w.!

So entstand, so war das Medicinal-Edict von 1725. Versuchen wir es andeutend anschaulich zu machen, wie auf diesem Grunde fortgebaut wurde, und wie auf diese Weise in der Monarchie im Verlaufe der Zeit eine Medicinal-Verfassung entstand, die mit Recht heute in den Nachbarstaaten als Muster anerkannt und geehrt wird.

Verweilen wir zunächst bei den Verbesserungen, die das *ärztliche Personale*, dem unmittelbar die Sorge für das Gesundheitswohl der Bevölkerung anvertraut ist, erfahren hat.

Im Medicinal-Edicte ist noch verordnet, dafs die *Medici* sich alles äufserlichen Kurirens enthalten sollten, und bei dem Geiste der Zeit, der eine strenge Sonderung der Chirurgie von der Medicin forderte, ist diese Anordnung begreiflich. Gleichmäfsig war denn auch den Chirurgen alles innerliche Kuriren gänzlich untersagt; sie bildeten noch eine Zunft;

es ist im Edicte noch von einem „Amt der Chirurgen" die Rede. Erst gegen das Ende des achtzehnten Jahrhunderts, im Prüfungs-Reglement vom 1ten Februar 1792 wird zum erstenmale ein geordneter chirurgischer Cursus gesetzlich verfügt.

Unabläfsig arbeitete seit der Zeit der Staat an der Verbesserung der Prüfungen der Medicinalpersonen, wohl einsehend, dafs von dieser Quelle aus das Gesundheitswohl der Bevölkerung am entscheidendsten befördert werden könne. Das Prüfungs-Reglement vom Jahre 1792 gab hierüber schon neue und zweckmäfsigere Bestimmungen, wozu hauptsächlich die klinische (praktische) Prüfung am Krankenbette selbst zu rechnen ist. Es blieb jedoch immer dem Interesse des Einzelnen und der Willkühr noch überlassen, mit der rein ärztlichen Prüfung bei der Habilitation zur Praxis die wundärztliche zu verbinden, was immer häufiger geschah, je mehr das Publikum von seinen Aerzten auch die medicinisch-chirurgischen Kenntnisse forderte. Mit dem Erscheinen des neusten *Prüfungs-Reglements* vom 1ten December 1825, das eine wichtige Epoche in der Fortbildung der Preufsischen Medicinalverfassung bezeichnet, wurde nun zum erstenmale der bisherige Gebrauch zum Gesetze erhoben, und verordnet, dafs jeder auch nur die Befugnifs zur rein *ärztlichen* Praxis Nachsuchende sich einer klinisch-*chirurgischen* Prüfung, wobei jedoch die eigentliche wundärztliche Technik ausgeschlossen bleibt, zu unterwerfen habe. Ist nun hiermit gesetzlich die Nothwendigkeit chirurgischer Kenntnisse für den Arzt ausgesprochen, so hat die Gesetzgebung andererseits eben so deutlich ihre Ansicht, *daſs es nur Eine Heilkunde* gäbe, in dem eben genannten Edicte und der vorhergehenden Allerhöchsten Bestimmung vom 28ten Juni 1825 (betreffend die neue Eintheilung des ärztlichen Personals) an den Tag gelegt, indem sie von denen, die sich *Chirurgen* nennen, *vice versa* verlangte, daſs sie den Nachweis ihrer rein *ärztlichen* Kenntnisse in einer klinisch-*medicinischen* Prüfung zu liefern hätten. Mit diesen neuen, gegenwärtigen Bestimmungen ist sonach die ehemalige Trennung zwischen Aerzten und Chirurgen dem Wesen nach erloschen, und nur der höhere oder geringere Bildungsgrad, die gröſsere oder geringere Gelehrsamkeit, bedingt noch einen Unterschied im ärztlichen Personale. So wurden in jenen Gesetzen den wissenschaftlicher gebildeten Aerzten (Doctoren der Medicin, „promovirten Medico-Chirurgen"), die weniger gelehrten Aerzte („nicht promovirte Medico-Chirurgen", die sogenannten „Wundärzte erster Klasse",) gegenübergestellt.

Der Hauptzweck des neuen Gesetzes geht dahin: eines Theils den Doctorgrad wieder in seine alten Ehren und Rechte einzusetzen, — weswegen gleichzeitig andere Verordnungen zur Schärfung und Erschwerung der Inauguralprüfungen erlassen wurden, und die Promotion nicht mehr zur nothwendigen Bedingung der Ausübung der innern Praxis gemacht wurde, — andern Theils durch Ernennung jener Chirurgen erster Klasse, die ebenfalls die Erlaubniſs der innern Praxis, jedoch mit Lokal- und Tax-Beschränkung, haben, das Land mehr mit tüchtigen Medicinal-Personen zu versorgen. Die Folgezeit wird lehren, in wie weit die Absicht der Gesetzgeber erreicht werden kann. Für jetzt, bei der kaum ins Leben getretenen Einrichtung, kann dies Bemühen unserer Gesetzgebung, mit der Zeit und ihren Anforderungen Schritt zu halten, nur ehrend und dankbar anerkannt werden.

Nichts destoweniger hat diese Gesetzgebung das Bedürfniſs rein chirurgischer Hülfsärzte, bei allen obigen Anordnungen, nicht aus den Augen gelassen, indem sie in den sogenannten „Wundärzten zweiter Klasse" ein Personale zur Ausführung der niedern wundärztlichen Technik schuf, sich selbst die Aufgabe stellend, für diese, wie überhaupt für die nicht auf gelehrte Bildung angewiesenen Aerzte, eigene Unterrichtsanstalten zu schaffen.

Mit dem Aufheben der Barbiergerechtigkeiten nämlich (im Jahre 1810) wurde zugleich ein wichtiger, ja der Hauptzweig des *chirurgischen Unterrichtes* abgeschnitten; das Halten von Lehrlingen wurde zwar den Chirurgen noch erlaubt — und wie hätte es anders seyn können, bei dem fast gänzlichen Mangel an chirurgischen Lehranstalten? — allein, da mittelst Entrichtung der Gewerbesteuer nun ein Jeder eine Barbierstube anlegen konnte, so fehlte es doch den Lehrburschen in jenen von Nicht-Chirurgen angelegten Anstalten an aller Gelegenheit, sich chirurgische Kenntnisse zu erwerben. Für die Bildung des für die Armee nöthigen sowohl höhern, als niedern medicinisch-chirurgischen Personals, war seit 1724, seit der Errichtung des *Collegii medico-*

*chirurgici* in der Hauptstadt gesorgt, und nach dessen Aufhebung die Erfüllung dieses Zwecks im Jahre 1811 wieder durch die Organisation einer *Lehranstalt* sicher gestellt, welche als „Königlich-medicinisch-chirurgische Akademie für das Militair", mit der seit 1795 bestehenden, zur speciellen Bildung brauchbarer Aerzte und Wundärzte aller Grade für die Armee bestimmten „*Pepinière*" (jetzt „medicinisch-chirurgisches Friedrich-Wilhelms-Institut"), in nähere Verbindung gebracht wurde. Aber der Unterricht für die, der bei weitem gröfsern Zahl der Civil-Bevölkerung nothwendigen Wundärzte war und blieb bis in die neueste Zeit ungeregelt, indem diesen nur die Barbierstuben der Chirurgen und die Landes-Universitäten in einzelnen wenigen Städten, als Lehranstalten offen standen, an welchen letztern jedoch der Unterricht meist von ganz andern Tendenzen ausgehend, solchen Schülern immer nicht genügen konnte. Es ist daher als ein wesentlicher Fortschritt der Preufsischen Medicinal-Verfassung zu bemerken, dafs sie in der neuesten Zeit endlich ganz eigene Anstalten zur ausschliefslichen Bildung von Wundärzten entstehen liefs. Seit 1821 besteht eine *Chirurgen-Schule* in Münster, seit 1823 eine andere in Breslau, in wenigen Wochen wird in Magdeburg eine dritte errichtet seyn *), die Organisation noch mehrerer anderer ist im Werke begriffen, und so ist mit diesen Anstalten die wahre Emancipation der Chirurgie und ihre Trennung vom Baderhandwerk in Preufsen beendigt.

Die *Geburtshülfe* hat schon früh bei uns das Auge der Medicinal-Polizei auf sich ge-

*) Jetzt seit einem halben Jahre eröffnet.

zogen. Schon im Jahre 1693 erscheint eine Hebammenordnung, und im Edicte von 1725 sehen wir auch hier abermals das Wesentlichste über die Pflichten der *Hebammen* schon festgestellt. Das Mifsverhältnifs aber zwischen den Pflichten der Hebammen und ihren Rechten war zu grofs, um ein dauerndes bleiben zu können. Sie erhielten bis in die Hälfte des vorigen Jahrhunderts nur von den Physikern einige Anleitung und wurden nachher von den Medicinal-Collegien oder in deren Auftrag von den Physikern geprüft. Man kann denken, welchen Umfang dieser Unterricht gehabt haben mag, um so mehr, da nicht einmal von der Mehrzahl der damaligen Physiker vorausgesetzt werden kann, dafs sie tüchtige Geburtshelfer gewesen seyen, denn bis zum Jahre 1791 war die geburtshülfliche und chirurgische Praxis so mit einander verbunden, dafs bei der chirurgischen Prüfung die geburtshülfliche Qualification gleich nebenbei mit erforscht wurde, und erst von da ab wurde ein eigenthümliches geburtshülfliches Examen, und mit ihm also eine Klause von Geburtshelfern *ex professo* eingeführt. Die Errichtung von eigenen *Hebammenschulen* (die erste in Berlin im Jahre 1751) in welchen die Hebammen, nach gehöriger Feststellung ihrer körperlichen und geistigen Fähigkeit zu diesem Geschäfte, unentgeltlich Aufnahme und Unterricht erhalten, ist also, nach dem Vorhergegangenen, wieder als neuer Fortschritt unserer Medicinalpflege hervorzuheben. Der Verschiedenheit des Unterrichtes und der Schwierigkeit das Erlernte zu behalten, wurde 1786 durch die Einführung eines Hebammenlehrbuchs abgeholfen, das später in neuen und verbesserten Formen erschien, und in der jetzigen Gestaltung zugleich den Hebammen als eine faſsliche Gesammtdarstellung ihres Faches und *in foro* als Richtschnur über den Wirkungskreis der Hebammen dient. Eben so ist vielfach für die Verbesserung der Stellung dieser Medicinalpersonen gesorgt worden, um tüchtige Frauen zu dem Fache anzureizen, und bei den angestellten Hebammen Lust und Liebe zu demselben zu erhalten, und ihr Auskommen möglichst sicher zu stellen. Das im alten Medicinal-Edicte aufgestellte Verbot des äuſserlichen Kurirens wurde 1814 dahin modificirt, daſs den Hebammen bei weiblichen Personen Klystiere und Blutegel auf ärztliche Verordnung zu setzen verstattet wurde. In derselben Beziehung, und um den hebärztlichen Beistand in der einfachsten Form allen Theilen des Landes zu verschaffen, emanirte 1817 ein Gesetz (Cabin. Ordre v. 16ten Januar), das den Hebammen von den, in ihrem Bezirke vorfallenden Trauungen und Kindtaufen gewisse Gebühren anwies, sie von allen Personalleistungen und Abgaben (was bald auch auf die Gewerbesteuer ausgedehnt ward), befreite, und endlich jeder *Bezirks*-Hebamme auch von den in ihrem Bezirke vorfallenden Entbindungen, die eine Hebamme aus einem andern Bezirke verrichtete, den niedrigsten Satz der Taxe als Entschädigung bestimmte. Dies Gesetz ist jedoch, weil sein Fortbestehen nach den gegenwärtigen Verhältnissen nicht mehr zweckmäſsig erschien, durch die neueste Allerhöchste Bestimmung (vom 21ten Mai 1827) wieder aufgehoben worden; so daſs nun jenes Exclusivrecht der Bezirks-Hebammen, wenn nicht hier und da die Localverhälthältnisse dessen Fortdauer rathsam machen, wegfällt, wogegen indefs die Bezirks-Hebammen fortan vorzugsweise aus dem Trauungs- und Tauffonds Unterstützung erhalten, und alle übrigen Hebammen, die nicht zugleich Bezirks-Hebammen sind, zu einer solchen Vergünstigung nicht gelangen sollen, bis die Nothdurft der Letzteren Befriedigung erlangt hat. Es erscheint gerecht und billig, dafs der Staat, der den Bezirks-Hebammen Verpflichtungen auferlegt (die Obliegenheit, ohne Vorwissen und Zustimmung ihres unmittelbaren Vorgesetzten sich nicht aus dem Bezirke zu entfernen, und arme Frauen unentgeltlich zu entbinden), diese auch, wie jetzt geschieht, vorzugsweise bevorrechtet.

Ueber die *Thierärzte* schweigt das Edict von 1725 ganz, und diese Klasse von Medicinalpersonen ist am längsten in unserm Lande, wie in allen übrigen europäischen Staaten, stiefmütterlich behandelt worden. Erst von dem Ende des vorigen Jahrhunderts (1790), von der Errichtung der Königlichen *Thierarzneischule* in Berlin, datirt sich das Erwachen der Veterinair-Medicin, die aber in dem Lande, in welchem am meisten für sie geschehen ist, in Frankreich, auch nur drei Jahrzehnde früher zu einer Disciplin erhoben worden war. Das eigenthümliche Verdienst unserer Medicinal-Verfassung aber in diesem Zweige besteht darin, dafs sie unabläfsig dahin gestrebt hat, der ganzen Veterinärmedicin eine neue, und die ihr nothwendige Richtung und Gestaltung zu geben, die Ideen *Viborg's* und anderer gebildeter Thierärzte zu verwirklichen, damit die Vieharzneikunde aufhöre, blofse Anwendung der Menschenarzneikunde zu seyn, und vielmehr als ihr Object einen vom Menschen in Beziehung auf Bau, Hygieine und Pathogenetik wesentlich verschiedenen Organismus erkennen lerne. Ein vergleichender Blick auf den Lehrplan auswärtiger Veterinär-Unterrichtsanstalten und auf den der Königl. Thierarzneischule zeigt genügend dieses bedeutsame Streben. Durch monatliche und halbjährliche Schulprüfungen, durch strenge Staatsprüfungen ist gleichmäfsig eine höhere Qualification der Individuen erzielt worden. Schon weit in der Ausführung vorgeschritten ist eine definitive Organisation dieses Zweiges des Medicinalpersonales. Seit den letzten zehn Jahren ist in jedem Regierungs-Bezirke wenigstens Ein praktischer Thierarzt mit angemessenem Gehalt, aufserdem sind in Gegenden, wo es zweckmäfsig befunden wird, Kreis-Thierärzte mit Besoldung angestellt worden (Cabinets-Ordre vom 13ten Juli 1817), und eine nach den oben angedeuteten, höheren Principien entworfene Classification der Thierärzte, ist bereits vorläufig, wie folgt, festgestellt worden: 1) Thierärzte erster Klasse, die eine vollständige, wissenschaftliche Ausbildung in ihrem Fache bewiesen haben; 2) Thierärzte zweiter Klasse, die bei einer mangelhaften allgemeinen Bildung doch die zu den Kreisthierärzten erforderlichen Eigenschaften haben; 3) Kurschmiede, die praktisch-brauchbare Rofsärzte sind, und 4) examinirte Beschlagschmiede, die den Hufbeschlag kunstmäfsig erlernt haben und darüber geprüft sind (Rescr. vom 23. Juni 1818.).

Höchst erfreulich und thätig hat die Sorge für das öffentliche Gesundheitswohl sich in den Verfügungen über das *Apothekerwesen* ausgesprochen, womit bereits das Edict von 1725 sich so ausführlich beschäftigte, dafs wir fast alle Grundzüge zu den spätern Verbesserungen darin finden. Es war darin festgesetzt worden, dafs zur Qualification eines Apothekers der Nachweis über eine siebenjährige Servirzeit „als Geselle" und der über eine resp. bei der Landes- oder bei einer Provinzial-Medicinal-Behörde gut bestandene chemisch-pharmaceutische Prüfung erforderlich seyn solle, dafs die Apotheker sich, bei fiscalischer Strafe, streng an das Dispensatorium und die Taxe halten, beim Giftverkauf mit vorschriftsmäfsiger Vorsicht verfahren, keine Recepte von nicht approbirten Aerzten bereiten, keine Arcana dispensiren sollten, und zugleich wurde die Controlle der Apothekenvisitationen, die schon seit dem sechszehnten Jahrhundert bei uns bestand, so geregelt, dafs die Apotheken im Lande einer, wenigstens im Zeitraume von drei Jahren sich zu wiederholenden Visitation, deren Kosten der Staat und die Apotheker zur Hälfte zu tragen hatten, unterworfen wurden. *Augustin* giebt eine interessante historische Notiz über die Art, wie ehemals diese Visitationen abgehalten wurden aus dem Archive von Brandenburg mit folgenden Worten: „im Jahre 1587 auf dem Sonnabend Estomihi sind beide Apotheken visitirt. Die Visitation hat 3 Wochen gedauert, bis auf den Sonnabend Reminiscere. Sie kostete an Essen, Wein, Bier und den Kunstpfeiffern 165 Rthlr. 4 Gr." Es bedarf nur eines solchen Einblickes in die Zeit, um zu erkennen, dafs es bei diesem wichtigen, polizeilichen Geschäfte — menschlich herging. Nichts destoweniger liefs noch die revidirte Apotheker-Ordnung vom 11ten October 1801 diese Sache, wie das Apothekerwesen überhaupt, auf dem Standpunkte, auf welchen das Edict von 1725 sie gestellt hatte, und erst im laufenden Jahrhundert, in den Jahren 1810 und 1812, geschah der beachtungswerthe Schritt, dafs die *Apothekenvisitationen* zu einem Geschäfte der allgemeinen Landespolizei erhoben, und die Kosten dafür lediglich auf die Rechnung des Staates geschrieben wurden. Es war dies eine der erfreulichen Folgen der neuen Verbesserung der allgemeinen Administration, auf die wir unten noch zurückkommen werden. Die Visitationen geschehen jetzt durch die Provinzial-Regierungen, und werden von dem Regierungs-Medicinal-Rathe, der dadurch die Apotheken seines Bezirkes fortwährend im Auge behält, mit Zuziehung eines Apothekers abgehalten. Zu wünschen bleibt es, dafs die Wahl des zuzuziehenden Apothekers nicht ausschliefslich dem technischen Rathe der Regierung anheim gegeben seyn möchte, sondern dafs vielmehr nur einer der anerkannt tüchtigsten Apotheker des resp. Bezirkes, der als solcher durch irgend ein Kriterium vom Staate anzuerkennen wäre, gewählt werden dürfte. Die Gründe liegen nahe. Vielleicht dafs die neue Apothekerordnung, die längst vorbereitet wird, und die die zahlreichen Verbesserungen in der Polizei des Apothekerwesens in ein neues organisches Ganze bringen wird, auch diesen Punkt nicht unberücksichtigt läfst.

Als einer der wichtigsten Schritte der Medicinalpflege der neuern Zeit darf es hier nicht übersehen werden, dafs es derselben, nach manchen Kämpfen, gelungen ist, die Ausdehnung der im Jahre 1810 eingeführten Gewerbefreiheit auf die Apotheker abzuwehren. Die Realitäten der Apothekerprivilegien wurden zwar mit diesem Gesetze aufgehoben, keinesweges aber jedem, auch den bestqualificirten Apotheker nicht, gestattet, nach Belieben eine Apotheke anzulegen. Frankreich und England haben hinreichend gezeigt, wohin die unbeschränkte Gewerbefreiheit der Apotheker führe, und wenn der Titel: „teutsche Apotheke", noch heut zu Tage in beiden Ländern, wie in Rufsland, eine bedeutsame Empfehlung ist, so trägt dies Verhältnifs gewifs einen wichtigen Antheil hieran. Nach dem Gesetze vom 24ten October 1811. ist die *Anlage neuer Apotheken* nur gestattet, „wenn das Bedürfnifs einer Vermehrung derselben erwiesen ist," und als zureichende Gründe dazu aufgestellt: eine bedeutende Vermehrung der Volksmenge, und eine bedeutende Erhöhung ihres Wohlstandes, was gewifs sehr weise ist, da die Seelenzahl allein in einem Bezirke keinen Maafsstab für das Bedürfnifs einer Apothekenanlage abgeben kann. Wir haben in Preufsen Regierungsbezirke, in denen auf 16, ja 20,000 Menschen nur Eine Apotheke kommt (Oppeln und Gumbinnen), und Andere wo Eine Apotheke schon auf 5 bis 6000 Köpfe besteht (Düsseldorf und Arnsberg). Die Schwierigkeiten, die daher den die Bewilligung zu einer Apothekenanlage Nachsuchenden noch immer, bei allem Nichtmehrbestehen der Privilegien, gemacht werden, sind für das allgemeine Sanitätswohl gewifs sehr heilsam. — Ein anderer, hierher gehöriger Punkt, der gleichfalls in der neuesten Gesetzgebung wenigstens schon vorbereitet ist, und ohne Zweifel in der bevorstehenden neuen Apotheker-Ordnung vollständig festgestellt werden wird, betrifft die *Provisoren.* Noch unterm 27ten Januar 1818 wurde bestimmt, dafs die Provisoren auch der grofsen Städte die Prüfung als Apotheker grofser Städte (Cursus) nicht, und nur die durch das alte Edict und die Apotheker-Ordnung vorgeschriebene Prüfung für Apotheker kleiner Städte zu machen hätten. Nun ist aber einleuchtend, dafs der Provisor sich wohl in bürgerlicher und gewerblicher, nicht aber in wissenschaftlicher und polizeilicher Hinsicht von dem wirklichen Besitzer unterscheidet, da Beide gleichmäfsig für die Apotheke, der sie vorstehen, verantwortlich seyn müssen. Wenn man nun gleich seit hundert Jahren den gewifs billigen Satz festgehalten hat, dafs an einen Apotheker gröfserer Städte gröfsere Ansprüche zu machen seyen, als an einen Apotheker kleinerer Städte, so erscheint es als eine Paradoxe der Gesetzgebung, dafs dasselbe Verhältnifs bei den Provisoren nicht Statt finden solle. Unsere oben ausgesprochene Hoffnung aber dürfte begründet seyn, in sofern nach den neuesten Prüfungsverordnungen eine eigentliche Provisoratsprüfung gar nicht mehr Statt findet, die pharmaceutischen Candidaten vielmehr entweder als Apotheker erster oder zweiter Klasse (grofser oder kleiner Städte), ohne Rücksicht darauf, ob sie ein Provisorat oder einen Besitz antreten wollen, geprüft werden.

Die bis auf die gegenwärtige neueste Auflage fortgesetzten Verbesserungen unsers *Landes-Apotheker-Buchs*, das längst als Muster seiner Art überall anerkannt ist, beweisen auch in diesem Zweige der Medicinal-Gesetzgebung, wie dieselbe mit den Fortschritten der Wissenschaft stets gleichen Schritt zu halten gewufst hat. Schon in dem *Dispensatorium regium et electorale borusso-brandenburgicum* von 1781 war das Heer von Arzneimitteln aus dem alten *Dispensatorium* (1726) nur auf die wirksamern vereinfacht und eingeschränkt und eine pharmacologische Belehrung über dieselbe gegeben worden. Ungemein mehr gereinigt erschien die Auflage von 1799 (*Pharmacopoea borussica*), worin aller Wust, den falsche Theorie, Vorurtheil oder Empirie noch gehalten hatten, ganz verbannt und die damalige neueste chemische Nomenclatur eingeführt wurde. Wie interessant aber ist vollends ein Vergleich zwischen den beiden, *gerade hundert Jahre auseinanderliegenden* Ausgaben des Preufs. Apothekerbuches, des ältesten *Dispensatorii* und der eben erschienenen neuesten Auflage der *Pharmacopoe* von 1827! Den Riesenfortschritten der pharmaceutisch-chemischen Wissenschaften im verflossenen Jahrhundert sind auf diese Weise die verschiedenen Ausgaben der Preufs. Dispensatorien getreulich auf dem Fufse gefolgt. Die neueste repräsentirt die jüngste Gestaltung der Chemie und pharmaceutischen Botanik, insofern sie die letzten botanischen Bestimmungen und die Nomenclatur des *Berzelius*'schen Systems durchweg angiebt, ohne jedoch schon jetzt gesetzlich diese neueste Nomenclatur einzuführen, vielmehr, mit Beibehaltung der allgemein bekannten Benennungen der Arzneimittel, die neuesten nur vorläufig aufzählend, um allmählig das technische Publikum damit vertraut zu machen. Man hat dieser und allen neuern chemisch-pharmaceutischen Nomenclaturen, bei ihren unbestreitbaren innern, wissenschaftlichen Werthe, einige gewichtige Vorwürfe gemacht, die sich bekanntlich auf die praktische Anwendung der neuern Benennungen beziehen. Das Apothekerbuch hat, in der gegenwärtigen neuesten Ausgabe, ohne sich gesetzlich für die ältern Benennungen zu entscheiden, doch auch hierin genügen wollen, und vergleichungsweise, was in der vorletzten Auflage nicht der Fall war, überall die ältern Benennungen wieder mit aufgezählt. Was dies Werk in Beziehung auf Verbesserung der Bereitungsmethoden der officinellen Präparate geleistet hat, kann hier nur angedeutet werden, da nur eine ganz ausführliche Aufzählung aller Einzelnheiten die Schwierigkeit dieses Theils der Bearbeitung der neuesten Pharmacopoe und deren Leistungen darin entwickeln könnte. Durch die ganz neue Sonderung des Arzneischatzes in den Theil, der überall vorräthig seyn mufs, und in einen andern, der nicht gesetzlich gefordert wird, ist der eigentliche Kern der Arzneimittel abermals auf das wünschenswertheste gesäubert worden, was, unsers Erachtens, eine Haupttendenz bei jeder Bearbeitung einer neuen Landespharmacopoe bleiben dürfte. Endlich ist dankbar die in unserem neuesten Dispensatorium sich findende Angabe der, von den Engländern sogenannten *Overdose* bei den heroischen Arzneimitteln, zur Richtschnur der Aerzte und Apotheker, anzuerkennen.

Indem wir nun das Medicinal-Personale verlassen und uns zu den Verbesserungen wenden, welche die verwaltende Medicinal-Polizei seit dem Bestehen des hundertjährigen Edictes erfahren hat, tritt uns als der wichtigste Schritt, der den entschiedensten Einfluſs auf die Regeneration dieser Verwaltung gehabt hat, das Gesetz vom 16ten Decbr. 1808 entgegen.

Bei der Wiedergeburt des Königreiches, nach dem Frieden von Tilsit, gedachte die väterliche Huld des Landesherrn auch der Medicinalpflege. Durch eben jenes Gesetz vom 16ten Decbr. 1808, betreffend die veränderte Verfassung der obersten Staatsbehörden, wurden sämmtliche Medicinalsachen mit alleiniger Ausnahme des Militair-Medicinal-Wesens, in allen Provinzen — Schlesien mit inbegriffen, das früher sein Provincial-Ministerium hatte — zum Ressort des Königlichen *Ministerii* des Innern gestellt. Wenn auch ein dirigirender Staatsminister, seit *Friedrich Wilhelm I.*, immer an der Spitze der Medicinal-Verwaltung gestanden hatte, so war es doch die neue Idee, die aus dieser neuen Gesetzgebung hervorleuchtet, die hier als in ihren Folgen so segensreich angesprochen werden muſs. Mit dieser Bestimmung war es ausgesprochen, daſs die Medicinal-Polizei ein Zweig der allgemeinen Verwaltung, ein wesentlicher Theil der Landesadministration sey, und indem sie dem Organismus derselben innig einverleibt ward, muſste eine Einheit und Schnelligkeit in ihre Ausführung kommen, die bei dem frühern Geschäftsgange unmöglich war. Noch einen bedeutenden Schritt weiter ging, dieselben

Rücksichten verfolgend, die Gesetzgebung, indem mittelst Cabinets-Ordre vom 3ten November 1817 ein eignes Ministerium der Medicinal-Angelegenheiten constituirt ward, wodurch der Sanitätspflege noch mehr Zeit und ausschliefsliche Aufmerksamkeit geschenkt werden, und Preufsens Medicinal-Verfassung sich nunmehr eines Vorzugs erfreuen konnte, dessen sich kein anderes Land bis jetzt rühmen kann.

Gleichzeitig mit jener neuen Organisation wurden (26ten Decbr. 1808) die administrativen Geschäfte, die ehemals von den *Collegiis medicis et sanitatis* verwaltet wurden, den *Provinzial-Regierungen* übertragen, denen jene Collegien als rein wissenschaftliche, begutachtende Behörden und Prüfungs-Commisaionen an die Seite gestellt wurden, so wie gleichmäfsig der höchsten medicinischen Verwaltungsbehörde ein höchstes medicinisches begutachtendes Collegium („Königliche wissenschaftliche Deputation für das Medicinal-Wesen") zugeordnet ward. Man höre, um den Einflufs dieser veränderten Geschäftsnorm genügend zu würdiden, was ein erfahrner polizeilicher Arzt, *Kausch*, über den Nachtheil in der Stellung jener ältern Collegien sagt:

„Bis zu dieser Veränderung war den Regierungen, damals *Kammern* genannt, kein Medicinalmitglied beigegeben. Jene *Collegia medica* hatten jedoch bei den Kammern gleichsam einen Repräsentanten an ihrem Chef, der zwar nie ein Medicinaltechniker, sondern ein Mitglied der Kammern, also ein Kriegs- und Domainen-Rath war. Reichte die Autorität dieser Collegien irgendwo nicht aus, so mufste denselben der Arm der Kammern an der Hand stehen. Diese suchten durch die Landräthe, durch die damaligen Steuerräthe, und durch die Magisträte selbst, die erforderlichen medicinisch-polizeilichen Anordnungen, in Folge der Anträge jener Medicinal-Behörden, geltend zu machen. Das letztere lag den Kammern nicht minder in Beziehung auf die Berichte der Polizeibehörden über Medicinal- und Sanitäts-Gegenstände, ob. Diese Berichte waren sehr oft von den Anzeigen und Begutachtungen der Physiker begleitet. Auch hier trat also nicht minder oft der Fall ein, dafs das technische Urtheil jener Medicinal-Collegien von Seiten der Kammern, eher Bescheid ertheilt werden konnte, eingefordert werden mufste. Es fand mithin ein beständiger schriftlicher Recurs von jenen Collegien an die Kammern und von diesen an jene Statt. Die Physiker hatten mithin in wichtigen Fällen, wo zugleich ein schnelles und durchgreifendes Verfahren erfordert wurde, doppelte Arbeit, denn aufserdem, dafs sie den gedachten Collegien Bericht erstatten mufsten, wurden sie auch aufgefordert, den Königlichen Kammern durch die Land- oder Steuerräthe zu referiren," u. s. w.

Zu diesen einleuchtenden Uebelständen, die überall den Arm der Medicinal-Verwaltung, die energisch und rasch wirken soll, lähmen mufsten, kam noch der, dafs die Mitglieder der Medicinal-Collegien ein geringes Gehalt, und auch dies erst in der letzten Zeit, erhielten, und daher die Administration der Medicinal-Polizei nur als ein Nebengeschäft betreiben konnten. Allen diesen Mängeln wurde durch die neue Organisation abgeholfen. Wie in höchster Instanz die Medicinalsachen im ganzen Lande von jetzt an von dem Königlichen Ministerio des Innern ressortirten, so wurden sie, wie gesagt, in den Provinzen lediglich und ausschliefslich als Verwaltungsgegenstände zum Ressort der Königlichen Regierungen gestellt, und diesen ein Arzt als technischer Rath, mit Rang, Sitz und Stimme ganz gleich den übrigen Regierungsräthen, beigesellt. Diese wichtige Maafsregel, die den Stand der Aerzte eben so ehrt, als sie für die Verwaltung der Medicinal-Polizei unschätzbar geworden ist, verdient um so mehr hervorgehoben zu werden, als man versucht hat, dieselbe anzufeinden, und als nutzlos zu schildern. Diese *Medicinalräthe der Regierungen*, denen ein Gehalt, verhältnifsmäfsig gleich dem der übrigen Departementsräthe ausgesetzt und dagegen die medicinische Praxis nur mit der Beschränkung, dafs ihre amtlichen Geschäfte nicht darunter leiden dürften, bewilligt ward, bilden den leicht zu erreichenden Centralpunkt der medicinischen Departements-Verwaltung. Durch fortlaufende Berichte, Reisen, Localrecherchen haben sie fortwährende Gelegenheit, sich vom Stande der Sanitäts-Polizei in ihren resp. Departements zu unterrichten, und als stimmfähige Mitglieder von verwaltenden Behörden auf der Stelle, und ohne zeitversplitternde Zwischen-Correspondenzen, u. s. w. überall das Nöthige zu verfügen. Als begutachtende Behörden stehen ihnen, in wichtigen Angelegenheiten, wie schon erwähnt, die *Medicinal-Collegien* der resp. Provinzen zur Seite, und ihre Organe zur Ausführung der beliebten Anordnungen sind vorzugsweise die

Physiker, die durch eigene oder die gesetzlichen *Sanitätsberichte* von den sanitätspolizeilichen Verhältnissen ihres Kreises Kunde geben.

Auch diese Einrichtung der Sanitätsberichte, wichtig, um die Behörden in der nöthigen ununterbrochenen Kenntnifs des Gesundheitsstandes der Provinzen, und aller darauf bezüglichen Verhältnisse zu erhalten, ist in ihrer jetzigen Gestaltung wenigstens, eine Verbesserung der neuern Zeit. Durch eine Verordnung des Ober-*Collegii medici* vom 15ten October 1750 war zwar schon bestimmt, dafs die Physiker, Aerzte, Chirurgen und Apotheker jährlich eine Beschreibung der in ihrer Praxis vorkommenden merkwürdigen Fälle einschicken sollten, diese Berichte mufsten aber nothwendig mehr Werth für die praktische Heilkunde, als für die Sanitäts-Polizei haben. Erst vom Jahre 1804 wurde das Bedürfnifs der Letztern berücksichtigt, und von den Physikern jährliche Uebersichten über den Gesundheitszustand der Provinzen, nach vorgeschriebenen Rubriken, erfordert. Diese Rubriken wurden im Jahre 1810 erweitert, und die noch heute bestehende Form der Sanitätsberichte eingeführt, wonach dieselben (jetzt vierteljährlich) sich über die Verhältnisse der Witterung, des allgemeinen Krankheits- und Gesundheits-Zustandes, des Benehmens der Medicinalpersonen, wie über die vorgekommenen wissenschaftlichen Medicinal-Angelegenheiten, verbreiten sollen. Jede Medicinalperson ist gehalten, ihre Beiträge zu diesen Berichten zu liefern, die dann von dem Medicinalrathe der Regierung zusammengestellt, und, nach vorgängiger kritischer Revision beim Medicinal-Collegio der Provinz, an das hohe, vorgesetzte Ministerium eingesandt werden. Wünschenswerth bleibt es, dafs diese interessanten Arbeiten mehr, als es bisher geschehen konnte, zur allgemeinen Kenntnifs und Belehrung gelangen möchten, wünschenswerth bei den ohnehin nicht geringen Geschäften der Physiker, Regierungsräthe und Medicinal-Collegien eine Vereinfachung derselben, was bei der im Plane befindlichen gesetzlichen Veränderung dieser Berichte vielleicht erreicht werden dürfte.

Könnten wir die Fortschritte, die die Preufsische Medicinal-Verfassung seit hundert Jahren gemacht, erwägen, ohne der Gesetze zu gedenken, die speciell die Erhaltung und Befestigung des allgemeinen Gesundheitszustandes bezwecken! — Die wichtigste Rücksicht in dieser Beziehung verdient die *Kuhpockenimpfung*. Gewifs die gröfste und wohlthätigste Entdeckung, die je gemacht worden, um die Menschheit von einem ihrer furchtbarsten Feinde zu befreien. Und könnten wir von deren Einführung im Preufsischen Staate sprechen, ohne damit zu beginnen, womit sie selbst begann, nehmlich dafs unser gnädigster Landesvater das erste Beispiel, und eben dadurch die gröfste Aufmunterung dazu gab, indem derselbe im Jahre 1800 seinen eignen Kindern die *Schutz*pocken einimpfen liefs! — Wenn aus allem Obigen, wie wir glauben, als charakteristisch unsere Verfassung sich dadurch auszeichnet, dafs sie überall Anfangs vorsichtig und behutsam auftritt, wo sie Neues einführen will, und dann, wenn sie Terrain gewonnen, mit entscheidender Kraft wieder vorschreitet, so sehen wir dies Bild namentlich in den Verordnungen über die Kuhpockenimpfung ausgeprägt, die seit dem Jahre 1801 mit die wichtigste Sorge der Sanitäts-Polizei gewesen ist. Anfangs verstattete sie nur umsichtige Versuche, und auch diese nur approbirten Aerzten; Wundärzten nur unterärztlicher Leitung. Es wurde den Aerzten verboten, Eltern zur Vaccination ihrer Kinder aufzumuntern, und ihnen zur Pflicht gemacht, ihre etwanigen Resultate über diese neue Entdeckung vorzulegen. Erst nachdem auf diese Weise 8000 einberichtete günstige Erfahrungen für die Gefahrlosigkeit und Schutzkraft der Vaccine entschieden hatten, wurde im folgenden Jahre 1802 es den Medicinalpersonen zur Pflicht gemacht, die Kuhpockenimpfung zu empfehlen, und gleichzeitig in Berlin ein Königliches *Impfinstitut* errichtet. Im Jahre 1803 ging die Gesetzgebung einen Schritt weiter, sie verbot (mit einigen Ausnahmen) das Impfen mit Menschenblattern, und gestattete auch nicht nur den Chirurgen, sondern auch den Predigern, Schullehrern und Hebammen das Recht zu impfen. Wahrscheinlich ist dem damals löblichen, aber zu weit getriebenen Eifer, dem später wieder Grenzen gesetzt wurden, das Erscheinen der Varioloiden bei Geimpften in neuester Zeit hauptsächlich mit beizumessen. Zu einer *allgemeinen directen* Zwangsimpfung haben sich die Gesetzgeber in unserm Vaterlande bis zur Stunde nicht entschliefsen können; was aber durch Prämien, Auszeichnungen, Belohnungen einerseits, durch indirekte Zwangsmittel und Beschränkung der Epidemien von Menschenpocken andererseits, und in der neuesten Zeit durch die direkte Zwangsimpfung im Militair, für die Verbreitung der *Jenner*'schen Wohlthat im Volke geschehen ist, davon möge der einfache, aber schlagende Beweis Kunde geben, dafs alljährlich im ganzen Lande mehr als 400,000 Impfungen geschehen, während die Geburten etwa 500,000 betragen, ein Verhältnifs, das sich, ohne unmittelbare allgemeine Zwangsimpfung, kaum günstiger dürfte gestalten können. Nichts destoweniger sind, nach mir vorliegenden, officiellen Listen, in den letzten 10 Jahren von 1817 bis 1826 unter 3,174,169 überhaupt Verstorbenen doch noch wieder 21,737 an den Pocken Gestorbener aufgeführt, so dafs in der letzten Zeit doch immer noch unter 146 Todten Einer von dieser Seuche weggerafft wurde, ein Ergebnifs, das allerdings die Medicinal-Polizei zu erneuten Anstrengungen auffordern mufs.

Das Schutzmittel gegen die *Syphilis* soll noch entdeckt werden, und es liegt in der Natur der Sache, dafs bis dahin es keiner Medicinal-Polizei gelingen wird, diese Seuche ganz auszurotten. Bei uns hat sie erst seit 1810 die kräftigen Anstrengungen der Behörden rege gemacht, nachdem man sich vielfältig überzeugt hatte, dafs die allgemeinen, gesetzlichen Verfügungen des Landrechts in dieser Beziehung durchaus ungenügend, und die darin festgesetzten Strafen auf Winkelunzucht, Verheimlichung venerischer Uebel und leichtsinnige Verbreitung derselben nicht ausreichend sind. Sehr wirksam hat sich dagegen, besonders in den gröfsern Städten, wo Lokalrecherchen mit mehr Leichtigkeit und Strenge durch-

durchzuführen sind, die ministerielle Verfügung vom 23ten Juni 1810 erwiesen, wonach venerische Personen, die in Krankenhäusern aufgenommen werden, die muthmaafslichen Quellen der Ansteckung angeben und die Behörden sodann diesen nachgehen sollen, so wie eine spätere Verordnung des General-Staabs-Arztes vom 31ten Decbr. 1815 (nach den Befreiungskriegen) hier hervorgehoben werden mufs, wonach alle in die Heimath zu entlassenden Soldaten vor dem Abgange auf Syphilis und Krätze untersucht, und wenn sie krank befunden, erst geheilt werden sollen.

Wie viel durch sachkundige und treffende Verordnungen in Beziehung auf die Beschränkung gefährlicher Seuchen zu thun möglich ist, hat, nächst der möglichsten Austreibung der Pocken und der venerischen Seuche, auch die gänzliche Ausrottung der *Rinderpest* bewiesen, die zugleich einen denkwürdigen Beweis giebt, dafs Wissenschaft und Administration Hand in Hand gehen müssen, wenn von einer zweckmäfsigen Medicinal-Polizei die Rede seyn soll, und dafs die bereits oben angefochtene Idee einiger Neuern durchaus unhaltbar ist, dafs es überall ärztlicher Beamten in der sanitätspolizeilichen Verwaltung gar nicht bedürfe. Die einzige, rein aus der wissenschaftlichen Erfahrung hervorgegangene Thatsache, dafs alle Seuchen und Pesten den Weg von Osten nach dem Abendlande nehmen, hat, auf die Rinderpest angewandt, dem Staate mehr Häupter erhalten, als die Energie der ältern Verordnungen, die, im strengsten Sinne mit der Keule drein schlugen, vermochte. Auf diese Idee gestützt, errichtete das Königliche Ministerium des Innern, die damalige oberste Medicinal-Behörde, mit Königlicher Genehmigung, statt der frühern Gränz-Quarantaine-Anstalten, Quarantainen an den Gränzpunkten, wo das Handelsvieh aus *Osten* in die Preufsischen Staaten eintrifft, die Zahl dieser Einlafsörter nur auf die nöthigsten beschränkend. An diesen Gränzpunkten wurden sachkundige Männer aufgestellt, welche die einwandernden Viehheerden zehn Tage begleiten, untersuchen, auf den Zustand derselben genau Acht haben, und jedes in der Zwischenzeit erkrankende Haupt absondern müssen. So wurde das für den Viehstand des Reichs fürchterlichste Uebel am gründlichsten gehemmt, indem man es an seiner Quelle aufsuchte, und hier ihm Einhalt that.

Auch auf die Verbesserung der *Irrenanstalten* ist fortwährend ein strenges Augenmerk gerichtet worden. Schon Ein Jahr nach der Erscheinung des oftgenannten Edictes ward in Berlin ein eignes Gebäude zur Aufnahme Geisteskranker bestimmt, die freilich darin noch nach der damals allgemein üblichen Weise gehalten wurden. Es ist bekannt, welche mächtigen Fortschritte durch *Pinel's* edlen Eifer die neuern Zeiten in dieser Beziehung gemacht haben, und es bedürfte hier deshalb keiner besondern Erwähnung, dafs längst in Preufsen ein menschlicheres und richtigeres System in der Wartung und Pflege Geisteskranker in den Irrenhäusern überall Platz gegriffen hat, wenn nicht noch die allerneuste Zeit uns wichtige Beweise geliefert hätte, dafs in Ländern, die sich auf dem Gipfel europäischer Cultur stehend wähnen, noch immer die Reste alter

Barbarei in den Geistes-Kranken-Anstalten spuken. Wie nach und nach bei uns fast in allen Provinzen Irrenhäuser errichtet wurden (die Anstalten in Neuruppin, Jauer, Brieg, Königsberg, Luckau, Marsberg u. s. w.), so sahen namentlich die letzten Jahre bereits zwei grofse Institute der Art in Leubus und Siegburg entstehen, die mit grofsem Aufwande an allen Erfordernissen der jetzigen Zeit errichtet wurden, und die schönsten Resultate für diesen Zweig der Sanitätsverwaltung hoffen lassen. Auch für Berlin ist ein neues Institut dieser Art im Plane begriffen, das sich den grofsartigen ähnlichen Anstalten der Hauptstadt nicht unwürdig vergleichen wird.

Blicken wir endlich auf die *gerichtliche Medicin*, so sehen wir, dafs gleichfalls das alte Edict von 1725 auch hierauf seine Aufmerksamkeit gerichtet hat, indem es namentlich die Amts-Chirurgen auffordert, in der forensischen Praxis genau und behutsam zu verfahren, und ihr Urtheil überall dem des Physikus unterzuordnen. Allein gerade auch in diesem wichtigen Zweige der öffentlichen Medicin sind seit jener Zeit hochbedeutende Fortschritte gemacht, und die gerichtliche Medicin auch bei uns in die Ehren eingesetzt worden, die ihr Teutschland so vorzugsweise vor den übrigen Ländern angedeihen läfst. Bis 1800 hatten die approbirten Wundärzte *eo ipso* die Befugnifs zur Verrichtung medicinisch-gerichtlicher Geschäfte, ohne Rücksicht auf ihre höhere oder niedere Qualification überhaupt. Diesem leicht einzusehenden Uebelstande abzuhelfen, wurde im genannten Jahre eine eigene, chirurgisch-forensische Prüfung festgesetzt, und später, unter dem 23ten September 1817, vom Königlichen Ministerio des Innern verfügt, dafs künftig die Candidaten zu den Stellen der forensischen Wundärzte den anatomisch-chirurgischen Cursus in Berlin machen sollten, wodurch sie also in die Kategorie der Chirurgen grofser Städte gesetzt wurden. Das neue Prüfungs-Reglement vom 1ten Decbr. 1825 hat dieser Verfügung analog festgesetzt, dafs nur die jetzigen „Wundärzte erster Klasse", nach vorgängig abgelegtem geburtshülflichem Examen, zu der forensischen Prüfung zugelassen werden sollten, und es hat sonach offenbar die Stellung der gerichtlichen Wundärzte in den neuern Zeiten eine höhere und für die forensische Praxis erspriefslichere Bedeutung gewonnen. Noch mehr ist dieses der Fall mit den *Physikern*. Seit 1810 sind die Prüfungen, die die Qualification zu einem Physikatsposten verschaffen, ein Gegenstand fortwährender Verbesserungen für die Verwaltung gewesen, und hierdurch, so wie durch anderweitige Erschwerungen bei Ertheilung dieses Amts, namentlich durch die jetzt erforderte gleichzeitige Approbation des Candidaten als Wundarzt und Geburtshelfer, ist der Unterschied zwischen den alten und den Physikern der neuern Generation zum grofsen Vortheile der Letztern sehr sichtlich geworden. Aber auch aufserdem, ist durch die, seit der oben besprochenen Regeneration der allgemeinen Verwaltung, gleichfalls ganz veränderte Stellung der Physiker, die Bedeutung dieser Aerzte viel höher gestiegen.

Seit den frühsten Zeiten nämlich wurden dieselben entweder von den Kreisständen oder von den Magisträten erwählt, und es wurde blofs die Bestätigung der obern Medicinal-Behörden erfordert, welche auf den Grund der gut bestandenen Prüfungen erfolgte. Da aber diese Einrichtung manche Inconvenienzen darbot, so wurde unter dem 30ten Januar 1810 bestimmt, dafs die Physiker fernerhin nicht mehr als *Communal*-, sondern als *Staatsbeamte* anzusehen seyn, und zwei Jahre später (30ten Juli 1812) ihre Anstellung nicht mehr von den Kreis-Ständen, sondern von dem vorgesetzten Ministerium abhängig gemacht. Diese Beamten beziehen nunmehr, wie alle andern, ihren Gehalt aus den Staatskassen, und die rasche Ausführung der von oben ergehenden Anordnungen in den Kreisbezirken, die früher oft Weiterungen veranlafsten, ist durch diese Stellung der Kreisärzte auf das erfreulichste gefördert worden. Diese Einrichtung ist seit einem Jahre dahin geändert, dafs die Anstellung der Physiker und Kreis-Chirurgen den Königlichen Regierungen für ihre resp. Departements übertragen worden ist, die nur nachträglich dem vorgesetzten Ministerium davon Bericht zu erstatten haben, wodurch indefs die Stellung der gerichtlichen Aerzte als Staatsbeamte nicht verändert worden ist. Die Folge wird lehren, ob diese neue Einrichtung sich mehr empfiehlt, als die frühere.

Als ein sehr zweckmäfsiger Schritt zur fortwährenden Förderung der gerichtlichen Medicin endlich verdient die Verfügung vom 16ten October 1813 Beachtung, wonach die *Obductionsverhandlungen* und psychologischen Gutachten der Kreisärzte von den Gerichten an die Regierungen mitgetheilt werden müssen.

Von hier werden diese Arbeiten an die Medicinal-Collegien und event. später durch das vorgesetzte Ministerium an die wissenschaftliche Deputation für das Medicinal-Wesen gesandt, wodurch diese Behörden nicht allein Kenntnifs von den medicinisch-gerichtlichen Vorfällen erhalten, die sie früher, wenn nicht etwa von den Gerichten die höhern Instanzen angegangen wurden, ganz entbehrten, sondern wodurch auch, da diese Arbeiten bei jenen wissenschaftlichen Behörden kritisch erwogen und die etwanigen Ausstellungen den Physikern mitgetheilt werden, für die weniger bewanderten Gerichtsärzte eine fortdauernde Quelle der Belehrung eröffnet, und überhaupt eine gröfsere Sorgfalt in der medicinisch-forensischen Praxis bewirkt worden ist.

Und so kommen wir noch einmal in dankbarer Anerkennung auf das Edict von 1725 zurück. Möge das Erprobte und Bewährte darin sich noch lange in kräftiger Wirkung erhalten; möge Alles, was durch die stets wachsende Ausbildung der Wissenschaft, dem Wechsel und der Vervollkommnung unterworfen ist, fort und fort, wie bisher, den Anforderungen der Zeit nachgebildet werden, damit der Ruhm der Preufsischen Medicinal-Verfassung, wie im verflossenen, so auch im folgenden Jahrhundert sich bewähre!

Gedruckt bei G. Reimer.

FSC
www.fsc.org
MIX
Papier | Fördert
gute Waldnutzung
FSC® C083411

Kolibri 360 GmbH
Ferdinand-Jühlke-Straße 7
99095 Erfurt, Deutschland
produktsicherheit@kolibri360.de